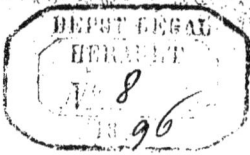

Docteur J. MARY

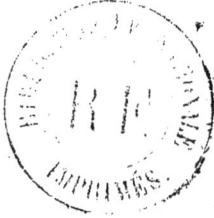

CONTRIBUTION A L'ÉTUDE

DES

INDIVIDUALITÉS

APPARTENANT A LA GRANDE FAMILLE

DES FOLIES RAISONNANTES

MONTPELLIER
IMPRIMERIE CENTRALE DU MIDI
(HAMELIN FRÈRES)
—
1895

CONTRIBUTION A L'ÉTUDE

DES

INDIVIDUALITÉS

APPARTENANT A LA GRANDE FAMILLE

DES FOLIES RAISONNANTES

CONTRIBUTION A L'ÉTUDE

DES

INDIVIDUALITÉS

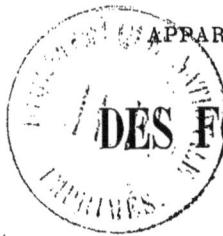

APPARTENANT A LA GRANDE FAMILLE

DES FOLIES RAISONNANTES

PAR

Le Docteur J. MARY

Ex-interne de l'Asile public d'aliénés de Montdevergues

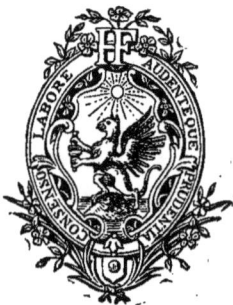

MONTPELLIER
IMPRIMERIE CENTRALE DU MIDI
(HAMELIN FRÈRES)
—
1895

A LA MÉMOIRE DE MON PÈRE

A LA MÉMOIRE DE MA SŒUR

A MA MÈRE

J. MARY.

A MON BEAU-FRÈRE FERDINAND VIDAL

Pharmacien de 1re classe.

A MON NEVEU RAOUL VIDAL

A MES COLLÈGUES D'INTERNAT
LES DOCTEURS MILLOUX ET FOULQUIER

A MON EXCELLENT AMI PAUL SALLES

Avocat près la Cour d'appel de Montpellier.

J. MARY.

AVANT-PROPOS

Les premières idées de l'étude qui doit faire le sujet de notre travail nous ont été inspirées pendant notre internat, à l'Asile public d'aliénés de Montdevergues, par notre maître M. le Dr Campagne. Dans le cours de ses visites journalières, qu'il savait rendre si intéressantes par ses aperçus aussi savants que originaux sur les diverses questions ayant trait à l'aliénation mentale, notre Maître avait attiré, à plusieurs reprises, notre attention sur les plaintes des aliénés. Cette manifestation morbide, si commune dans les asiles, présentait à son avis un intérêt tout particulier dans certaines formes d'aliénation mentale, et y revêtait un caractère pouvant être utile au diagnostic. Il insistait surtout sur l'importance que pouvait présenter ce symptôme dans les folies raisonnantes ou folies héréditaires, aussi nous sommes-nous décidé à en faire le sujet de notre thèse inaugurale.

Notre travail sera divisé en quatre parties. Dans une première partie, qui nous servira d'introduction, nous présenterons, dans un court résumé historique, les diverses phases par lesquelles a passé la question des folies raisonnantes depuis Esquirol et Pinel.

La deuxième partie sera consacrée à établir une distinction entre les divers modes de plaintes, et à étudier les plaintes des aliénés à délire franc.

Dans la troisième partie, nous rechercherons les caractères

propres aux plaintes des individualités appartenant à la famille des folies héréditaires.

Enfin, la quatrième et dernière partie sera réservée aux conclusions : 1° valeur des plaintes au point de vue du diagnostic et du pronostic ; 2° leur importance au point de vue médico-légal.

Mais avant de développer notre sujet, nous avons un devoir bien doux à remplir. Dans le cours de nos études médicales, nous avons contracté envers nos Maîtres, soit à l'Asile de Montdevergues, soit à la Faculté de médecine de Montpellier, une dette de reconnaissance que nous ne saurions jamais acquitter.

Que notre Maître, M. le Dr Campagne, veuille bien recevoir, avec l'expression de notre gratitude, l'assurance de notre dévouement le plus absolu. Nous n'oublierons jamais les nombreux témoignages de bienveillance et de sympathie qu'il nous a prodigués, ainsi que les conseils qu'il a bien voulu nous donner.

M. le professeur agrégé Sarda a droit à toute notre reconnaissance. Nous avons toujours trouvé en notre compatriote, en même temps qu'un maître savant et distingué, un ami sûr et dévoué.

Nous n'aurions garde d'oublier M. le Dr Pichenot, notre dernier chef de service à l'Asile de Montdevergues. Sa bienveillance à notre égard ne s'est jamais démentie un seul instant.

M. le doyen Mairet a daigné nous encourager dans notre travail ; nous l'en remercions d'autant plus vivement qu'il a bien voulu, en outre, accepter la présidence de notre thèse.

CONTRIBUTION A L'ÉTUDE

DES

INDIVIDUALITÉS

APPARTENANT A LA GRANDE FAMILLE

DES FOLIES RAISONNANTES

I

HISTORIQUE

L'étiologie et la nature des folies raisonnantes, dont l'existence seule a donné lieu à tant de controverses parmi les aliénistes depuis Esquirol et Pinel, nous paraissent être aujourd'hui suffisamment connues. Nous ne saurions donner en peu de mots de meilleure définition ou plutôt une meilleure appréciation de ces états pathologiques, tels qu'ils sont compris par la majorité des médecins aliénistes, qu'en citant quelques passages du récent traité de MM. Magnan et Legrain sur les dégénérés : « Sous le terme d'aliénation mentale sans délire, disent ces auteurs, nous comprenons ici les obsessions et les impulsions pathologiques, la folie raisonnante et la folie morale, trois états qui, pour nous, sont autant de stigmates de la dégénérescence. » Quelques lignes plus bas, ces auteurs ajoutent : « En ce qui concerne la nature de la folie raisonnante, l'opinion presque unanime de ceux qui l'ont approfondie est, ainsi qu'on va le voir, qu'elle appartient aux manifestations de la dégénérescence. »

C'est en effet vers ces conclusions que tendaient, par des voies différentes, tous les auteurs qui se sont occupés de la question. Comme le fait remarquer Déjerine dans sa thèse d'agrégation (*De l'hérédité dans les maladies du système nerveux*, 1886, p. 60), « la plus grande confusion règne parmi les auteurs, et l'on voit que, si tous ont décrit ces sortes de folies, ils leur ont tous donné des noms différents. C'est ainsi que le vocabulaire de la médecine mentale s'est enrichi des appellations diverses de monomanie raisonnante ou affective (Esquirol), monomanie instinctive ou impulsive (More), moral insanity (Pritchard), délire des actes, folie d'action (B. de Boismont), manie de caractère (Pinel), folie lucide (Trélat), folie raisonnante (Falret), folie avec conscience (Baillarger), etc., etc. »

C'est à Morel que revient en grande partie l'honneur d'avoir présenté la question sous son véritable jour en indiquant d'une façon assez précise les rapports qui existent entre ces états pathologiques et la dégénérescence : « Le vrai fou raisonnant, dit-il, est un individu malade de tout temps. » D'après cet auteur, la folie raisonnante se confond avec l'état mental du malade ; c'est une base pathologique sur laquelle viennent germer d'autres états morbides.

Cette question fut l'objet de vives et savantes discussions à la Société médico-psychologique, dès 1865 ; ces discussions se prolongèrent, pendant plusieurs années, avec des périodes d'acuité extrême, notamment lors de la communication de notre Maître, le docteur Campagne, sur la manie raisonnante (1868). Son ouvrage sur le même sujet, paru l'année suivante (1869), provoqua en outre une vive polémique dans la presse

médicale. Reprenant les idées de Morel et les complétant, le
Dʳ Campagne se montre très partisan des dégénérescences et
s'attache d'une manière toute particulière à en rechercher les
signes psychiques et physiques. Son ouvrage se termine par
de nombreuses observations très probantes. Pour lui, tous
les maniaques raisonnants sont des héréditaires.

En 1877, Bigot, dans son *Traité des périodes raisonnantes de l'aliénation mentale*, essaie de prouver qu'il n'y a
que des fous raisonnants et non des folies raisonnantes. Ces
états pathologiques auxquels on donne le nom de *folies
raisonnantes* ne seraient pour lui que des périodes de début
des différentes vésanies. Il est cependant obligé de reconnaître dans ses conclusions qu'il y a des aliénés qui restent
très longtemps raisonnants, et que généralement ces malades
sont des anormaux dégénérés avant d'être des aliénés. Cette
théorie de Bigot ne compte pas beaucoup de partisans.

En 1878, Legrand du Saulle consacre un long article, dans
la *Gazette des hôpitaux*, aux folies raisonnantes. Il se montre très partisan des théories de Morel et de Campagne, et
s'attache surtout, comme ce dernier, à rechercher les signes
physiques de dégénérescence. Son article repose sur une
intéressante observation de maniaque raisonnant.

Magnan, en 1886, nous donne un excellent aperçu de la
question dans un article du *Progrès médical*. La même année, Déjerine, dans sa remarquable thèse d'agrégation, nous
montre très clairement ces stigmates physiques et psychiques des dégénérés. Il décrit en quelques mots précis ce
fond morbide constituant le caractère de ces « originaux » :
« Instabilité, excentricité, irritabilité, susceptibilité, émotivité excessive, activité désordonnée ou apathie invincible,
voilà le fond du caractère de l'héréditaire. Il y a, en outre,
un affaiblissement du sens moral, et on trouve toujours chez
eux orgueil et égoïsme. Voilà résumé en quelques mots le

fond tout préparé sur lequel viennent se développer les affections mentales avec leurs différentes formes chez ces candidats à l'aliénation mentale qui passent toute leur vie sur le sentier qui sépare la raison de la folie, toujours prêts à verser dans l'abîme. »

Les mêmes théories se trouvent exposées et soutenues par H. Dagonet, dans un article des *Annales médico-psychologiques* de 1891 : *L'aliénation mentale chez les dégénérés psychiques.*

M. le professeur Mairet, dans ses leçons cliniques de 1895 (recueillies par M. le professeur agrégé Bosc), consacrées à l'étude de l'hérédité, après avoir établi une classification bien nette de l'hérédité, qu'il divise en hérédité mentale, psychique, nerveuse, cérébrale, alcoolique, physique, insiste d'une façon toute spéciale sur les stigmates psychiques des folies héréditaires. Son opinion sur le fond du caractère de l'héréditaire psychique ne diffère guère de celle de Déjerine (instabilité et irritabilité). Il résume en quelques mots très heureux les idées admises sur les folies héréditaires et leurs différentes manifestations.

« Il n'y a pas, dit-il, de délire partiel, il y a des délires qui se traduisent par des idées particulières, mais ces idées ne font que colorer un fond toujours existant, lequel peut être très peu marqué au moment de la rémission. »

Nous bornerons là ce court historique de la question des folies raisonnantes. Nous n'avons voulu qu'en esquisser à grands traits les différentes phases. Nous avons cru qu'il était nécessaire, avant d'exposer le sujet de notre étude, de montrer en quelques mots ce qu'on entendait par folies raisonnantes. Les définitions de MM. Magnan et Legrain, complétées par les quelques mots de M. le professeur Mairet, nous paraissent résumer les opinions actuelles des aliénistes sur ces états pathologiques.

Nous aborderons donc maintenant le sujet qui doit faire d'une manière spéciale l'objet de notre travail, consacré, comme nous l'avons dit dans notre Avant-Propos, à l'étude du symptôme plainte dans les divers modes d'aliénation mentale, et en particulier dans les folies raisonnantes.

———

II

Lorsqu'on a passé quelques instants dans un quartier d'asile, en contact immédiat avec des aliénés, on est frappé, sans être aliéniste ni profond observateur, de la persistance que ces infortunés mettent à se plaindre de leur séquestration.

En effet, exception faite de ceux qui ont atteint un degré de déchéance morale et intellectuelle trop avancé, et de quelques semi-imbéciles dont la petite intelligence est dominée par l'instinct, et qui trouvent à l'asile une tranquillité et un bien-être, qu'ils n'avaient pas chez eux, tous les malades souffrent, et, comme leur délire les prive de la conscience de leur état mental, ils ne peuvent se dispenser de rendre l'établissement responsable des fatigues morales et physiques qui les tourmentent sans relâche.

Il est inutile de chercher à leur faire comprendre que la séquestration ne peut être la cause de leur souffrance et qu'ils étaient malades entièrement à leur entrée à l'asile. Ils n'admettent aucun raisonnement ; pour eux, ce n'est que sous l'influence des mauvais traitements qu'ils endurent que leurs chagrins augmentent et que leur santé s'altère. Aussi réclament-ils leur sortie avec insistance, espérant qu'avec le retour à la liberté ils verront cesser les pénibles épreuves auxquelles ils sont soumis.

Pour justifier cette réclamation et avoir occasion de la renouveler, ils se plaignent de tout et de tous, d'une manière d'autant plus persistante qu'en manifestant ainsi les inquiétudes, les malaises ou les craintes qui les obsèdent, ils éprouvent un certain soulagement. Car, comme l'a dit Guislain,

« l'exportation par la parole est un calmant pour le moral. »

Il en résulte que pour les aliénés la plainte répond à un double besoin : le besoin du soulagement et le besoin d'une vie libre, sans laquelle il ne peut plus y avoir de bonheur pour eux.

Les plaintes ont donc une double raison d'être : puissante, incontestable, qui explique leur nombre et leur variété dans la forme.

Le mot plainte paraît par suite avoir une double signification : tantôt il exprime la douleur, tantôt le mécontentement.

Dans le premier cas, il y a concentration des forces psychiques et nerveuses se traduisant par une parole dolente, un soupir, un gémissement ; la personne reste à l'état passif et ne demande à son entourage qu'un mouvement de sympathique commisération.

Dans le second cas, il y a, au contraire, expansion des mêmes forces, la personne témoignant son mécontentement se montre active, irritable, exigeante, et sa parole aigre, impérieuse, loin d'attirer la sympathie, la repousse. En outre, elle tend généralement à la réalisation d'un projet intéressé.

Ces deux modes sont loin d'être toujours aussi distincts que ce que nous venons de l'exposer, ils sont même souvent mélangés, mais ils n'en existent pas moins et répondent à deux modes de sensibilité morale, le mode plaintif et le mode plaignard ; ce terme, reconnu vulgaire par Larousse, nous paraît bien exprimer le mode de sensibilité auquel nous l'appliquons, aussi l'adopterons-nous pour l'employer dans le cours de notre étude.

Le premier mode n'a pas grande importance dans le sujet qui nous occupe. C'est surtout dans le mode plaignard que nous allons chercher à établir des distinctions, suivant qu'il s'adresse aux folies avec délire ou aux folies sans délire, aux folies sans conscience ou aux folies avec conscience.

2

Dans le premier groupe, folies avec délire ou folies sans conscience, nous pouvons distinguer trois classes : les hypocondriaques, les hallucinés, les passionnels.

Les hypocondriaques, que l'on appelle dans la vie commune malades imaginaires, sont en général bien dignes de pitié ; car si leurs craintes ne sont pas fondées, leurs souffrances et leurs inquiétudes sont d'une douloureuse réalité.

Ils décrivent, minutieusement et avec conviction, les divers symptômes du mal dont ils se croient atteints, ils répètent sans cesse à leur entourage ce qu'ils éprouvent, ils insistent tellement qu'ils finissent par fatiguer les personnes préposées à leurs soins, qui ne leur prêtent plus la moindre attention. De là des plaintes, des récriminations contre ces dernières, qui sont accusées de manquer de cœur. Ces malades demandent des remèdes, beaucoup de remèdes. On est obligé de renouveler le traitement à tout instant, car tel traitement qui semblait produire un excellent résultat, au moment où il a été appliqué, ne vaut plus rien et leur semble devenir nuisible quelques instants après.

Au dehors, ces malades changent continuellement de médecin et se répandent en récriminations contre tous, car ceux-ci ne peuvent arriver à les soulager ; mais ces récriminations contre l'homme de l'art sont bien plus grandes à l'asile, où la faculté de changer de médecin leur est enlevée.

Ces malades souffrent, mais ils ont dans leurs souffrances quelques moments de consolation, consolations bien éphémères, qui n'en existent pas moins cependant, par exemple, lorsque, pendant quelques instants, ils paraissent éprouver un léger soulagement, par l'application d'un nouveau traitement.

Il n'en est pas de même pour les hallucinés, subissant sans cesse l'influence d'obsessions fatigantes. Quel que soit le sens par lequel l'hallucination se manifeste, l'aliéné, absorbé par son délire, ne peut admettre, pas même soupçonner, la possibilité d'une erreur. Toutes les sensations perçues sont vraies, et proviennent, pour lui, d'une cause extérieure et non d'un jeu de son imagination.

Les hallucinations de l'ouïe semblent, en général, jouer le plus grand rôle, et bien souvent, dépassant par leur importance les hallucinations affectant les autres sens, elles constituent la base du délire.

Combien ne voit-on pas de ces mélancoliques à la recherche d'un époux, d'une épouse, d'un enfant ou de tout autre personne chère dont ils entendent la voix.

Mlle M... est une dégénérée, dont les antécédents héréditaires sont assez chargés. Intelligente, ayant reçu une certaine instruction, elle vivait avec son père. Par suite de la perte de ce dernier, son intelligence, en raison de sa prédisposition, a complètement sombré il y a deux ans. Pour elle, son père n'est pas mort ; au début, elle se figurait que le médecin traitant et le pasteur de son village l'avaient éloigné pour mieux le soigner ; elle commence par gémir en supportant la peine que lui occasionne cette absence, puis elle se montre suppliante, mais peu à peu les hallucinations augmentent d'intensité, alors elle devient impérieuse, récrimine, et au moment de son entrée à l'asile elle est très agitée. Son agitation n'a fait qu'augmenter depuis. Elle croit entendre la voix de son père qui l'appelle; de là, de sa part, des plaintes et des récriminations.

Ces malades passent, en somme, par les deux modes différents de plaintes, le mode plaintif et le mode plaignard. Au début, ils sont plaintifs, puis deviennent plaignards ; parfois leur déchéance intellectuelle et morale s'accentue, ils subissent bien encore l'influence vague de leurs hallucinations primitive, mais ne réagissent plus avec la même vigueur et retombent dans le mode plaintif, ne faisant plus entendre alors qu'une parole dolente ou un gémissement.

A côté de ces malades viennent se placer les persécutés. Les hallucinations de l'ouïe prédominent souvent chez eux. Ces malades se plaignent de ce qu'on les insulte, qu'on les appelle voleurs, mauvais sujets, assassins ; les femmes se plaignent particulièrement des atteintes que l'on porte à leur moralité.

Quelques-uns ne peuvent entendre parler d'un évènement grave sans être persuadés qu'on les accuse d'en être l'auteur ou tout au moins la cause plus ou moins indirecte. De là pour eux une source de craintes se traduisant par des plaintes et des supplications que rien ne peut calmer. Nous avons connu à l'Asile une malheureuse paysanne entrée quelques jours après l'attentat de Vaillant (attentat dont elle avait eu connaissance par la lecture des journaux qui lui avait été faite par un voisin, car elle ne savait ni lire ni écrire), et qui se figurait être cause de toutes sortes de méfaits anarchistes. Elle croyait, par exemple, qu'on l'accusait d'avoir voulu faire sauter son patron et le curé de son pays. Elle se montrait méfiante, nous accablait de ses supplications, et aucune parole de consolation ne pouvait calmer ses craintes.

Certains hallucinés éprouvent des sensations bizarres : l'un se plaint qu'on lui dérobe sa pensée au moyen du téléphone, un autre qu'on lui plante des épingles dans le ventre, un autre qu'on le tourmente au moyen de l'électricité, etc., etc. Nous pourrions multiplier à l'infini les exemples de ces sensations qui varient pour ainsi dire avec chaque individu.

Parfois ces fausses perceptions se produisent pendant le sommeil. Le malade rêve et continue ensuite à vivre son rêve à l'état de veille.

Mlle B... rêve fréquemment qu'elle est victime de tentatives de viol. Elle voit certaines personnes qui viennent pendant la nuit dans le dortoir, dit-elle. A l'état de veille, son rêve lui paraît être la réalité. Elle poursuit son idée, et de là, de sa part, des récriminations et des accusations contre certaines personnes du service.

Tous ces malades persécutés ne manquent que fort rarement de devenir de véritables persécuteurs pour leur entourage, et surtout pour le médecin, qu'elles considèrent comme ne faisant pas son devoir, en n'empêchant pas toutes ces persécutions. Ici encore le raisonnement ne sert à rien et la thérapeutique ne donne guère de résultats. Il n'y a donc même pas pour ces malades les consolations éphémères qu'éprouvent les hypocondriaques aux divers changements de traitement.

Une autre catégorie de plaignards, et celle-ci comprenant surtout des femmes, est constituée par les aliénés qu'une forte passion domine : la jalousie, l'amour, l'ambition, la vanité, etc. Désireux de satisfaire cette passion, ces malades ne manquent pas de réclamer avec insistance leur sortie. Les réclamations de ces malades se ressemblent en général. Il est cependant une catégorie qui s'en éloigne quelque peu : ce sont les vaniteux, ceux qui cherchent à se faire remarquer des visiteurs qui viennent dans les quartiers. Ils ne tiennent pas grand compte du rang que peut occuper la personne. Ils savent toujours fort bien manœuvrer pour arriver jusqu'à elle et lui parler en cherchant à se rendre intéressants. Ces malades ne se soucient guère du sort réservé à leurs réclamations ; leur but unique est de ne pas rester confondus avec les autres pour pouvoir se vanter ensuite d'avoir produit un excellent effet.

A côté de ces malades, nous pouvons ranger les épileptiques et les hystériques délirants, redoutables dans leurs réclamations, mais dont les accusations ne tiennent pas debout et ne résistent pas à l'enquête la plus légère.

Dans ce premier groupe de malades que nous venons d'examiner, il est facile de reconnaître l'origine franchement pathologique de leurs plaintes. Le délire se dégage nettement dans le but comme dans le fond et la forme de leurs récriminations ou de leurs accusations. Il n'en est pas de même des plaintes des malades que nous allons étudier.

III

Il nous reste maintenant à nous occuper des véritables plaignards, de ces malades que l'on rencontre assez fréquemment dans les asiles où ils sont une cause permanente de désordre, de ces malades dont la seule préoccupation semble consister dans la plainte et la réclamation.

Ces malades appartiennent à la grande famille des folies héréditaires au même titre que les obsédés, les impulsifs et les délirants partiels dont nous n'aurons guère à nous occuper dans notre étude, et que nous ne ferons que mentionner en terminant cette partie de notre travail. Chez eux, en effet, le symptôme plainte n'a pas la même valeur, croyons-nous, que chez le maniaque raisonnant.

Chez ce dernier, quoique non moins dépendantes d'un état morbide que chez les aliénés délirants, les plaintes semblent surgir d'un esprit mal fait, toujours malveillant, plutôt que d'une intelligence troublée par le délire.

Tous les plaignards proprement dits sont, en effet, en général, atteints d'une folie raisonnante qui leur permet de paraître d'autant plus raisonnables qu'il y a toujours ou presque toujours dans leurs plaintes un point de départ vrai ; de plus, ils l'arrangent, l'exagèrent, le dénaturent sans le rendre invraisemblable et le font admirablement valoir dans leurs critiques ou dans leurs réclamations.

Avant d'approfondir cette étude des plaintes de cette catégorie de malades, il importe de développer les quelques définitions que nous avons données dans notre introduction en tâchant de dépeindre le type du maniaque raisonnant.

Le maniaque raisonnant appartient à la grande famille des dégénérés. Nous devons par conséquent trouver chez lui les différents stigmates de dégénérescence tels que les ont décrits les auteurs. Ces stigmates sont de deux sortes : les stigmates physiques et les stigmates psychiques. Partageant à ce sujet l'opinion de M. le professeur Mairet, nous croyons que pour cette catégorie de malades les stigmates psychiques n'ont pas toute l'importance que l'on a bien voulu leur attribuer. Ces malades sont surtout des dégénérés psychiques et ce sont les stigmates psychiques qui doivent dominer. Nous ne nions pas l'existence des stigmates physiques, mais nous pensons que parfois ils sont bien difficiles à rechercher. Mais, toujours avec M. le professeur Mairet, nous leur réservons une place plus importante dans la dégénérescence par intoxication.

Nous allons donc nous attacher surtout à rechercher, chez le maniaque raisonnant, les stigmates psychiques de dégénérescence.

« La dégénérescence psychique, dit H. Dagonet (*Aliénation mentale chez les dégénérés psychiques*, in *Annales médico-psychologiques*, 1891), désignée par quelques auteurs allemands sous le nom de cerveau invalide, se caractérise par la faiblesse d'esprit ou par des anomalies du côté des facultés morales et intellectuelles. On observe souvent encore des tares psychiques qui sont comme le signe visible de l'état de dégénérescence. Ces phénomènes se manifestent déjà dans l'enfance, le plus souvent à l'approche de la puberté ; ils reconnaissent d'habitude une prédisposition héréditaire. Ce que l'on remarque au point de vue intellectuel, ce sont des lacunes dans le fonctionnement des facultés. Il y a de ce côté, comme on l'a dit justement, un défaut d'équilibre, un manque de pondération. En même temps que l'on constate l'excitation exagérée de certaines facultés, de la mémoire, de l'imagination, de l'association des idées, on rencontre, d'un autre côté, l'affaiblissement du jugement, de la réflexion, de la volonté ; quelques individus peuvent être doués d'une grande intelligence, et, malgré cela, se montrer d'une crédulité puérile et commettre des actes d'une évidente absurdité. »

En somme, les dégénérés sont des êtres psychiquement mal pondérés. Examinons-les au triple point de vue de l'intelligence, des sentiments et de la volonté.

Intellectuellement, ces aliénés sont toujours petits en tout, ne s'arrêtent qu'au détail des choses, détails qu'ils saisissent d'ailleurs avec une rare finesse d'observation. Leur intelligence, en somme, a plus d'apparence que de réalité, plus de coquinerie que de sens pratique, ce sont des individualités à petites idées. Ils ne manquent pas d'imagination ni de mémoire, tirent d'une circonstance accessoire des aperçus inattendus et font preuve d'une grande puissance de raisonnement. Cependant, à force de raisonner, ils déraisonnent. Leur jugement dans le domaine de la vie pratique est faux, inconstant, et ne porte jamais sur le côté essentiel des questions.

Au moral, ces malades sont profondément égoïstes, méchants, audacieux et très satisfaits de leur personnalité fortement développée. Ces défauts sont incompatibles avec l'élévation des idées et des sentiments. « On voit parfois, dit Maudsley, des enfants appartenant aux meilleures familles être frappés de cette sorte d'imbécillité morale. Ils n'aiment personne et ne montrent pas plus de penchant pour le bien que de regret pour le mal. Ils manifestent de mauvais instincts et sont inéducables. Si alors l'enquête héréditaire est possible, on trouve que ces enfants appartiennent à des familles où domine la folie ou un nervosisme plus ou moins ardent.

» L'oblitération du sens moral, ajoute l'auteur, est non seulement le premier signe de la dégénérescence de la race, mais il est encore le premier signe qui se manifeste dans la plupart des cas où la folie prend naissance de la famille (*Ann. méd.-psych.*, 1876, p. 138). »

Pour dominer ou tyranniser leur entourage, ces malades emploient de préférence le procédé de l'intimidation, et ils le pratiquent avec une regrettable supériorité. Au fond, ils sont poltrons ; leur fierté s'efface ou s'abaisse en présence de ceux qui, loin de les craindre, savent leur en imposer.

Leur volonté, mal secondée par les autres facultés de l'entendement, est moins persistante que inconséquente, impérieuse et absolue.

En somme, l'esprit de ces malades brillant par certains côtés, mais plein de lacunes, présente des imperfections natives graves. Sur ces imperfections vient s'installer une folie qui, affectant la forme circulaire, se manifeste alternativement par des périodes d'engourdissement mental et par des accès de surexcitation allant parfois jusqu'à l'agitation.

Leur délire vague, quoique continu, ne devient évident que dans les actes. Il faut donc les voir agir, pour les bien connaître. Les paroles trompent, les actions ne trompent jamais.

Indisciplinés et indisciplinables, ces aliénés n'ont aucun égard pour personne, ne tiennent aucun compte des conseils qu'on peut leur donner et encore moins des observations qu'on peut leur adresser. Essentiellement désagréables pour leur entourage, ils sont considérés dans les asiles, et ceci est surtout vrai pour les femmes, comme des fléaux à cause de l'influence néfaste qu'ils exercent sur leurs compagnons d'infortune. Ces malades font naître partout le mécontentement, le trouble, le désordre et l'agitation. Tant que leur surexcitation n'est pas trop forte, ils sont encore supportables ; la vie commune avec eux devient impossible, lorsque cette surexcitation s'aggrave. Ces malades se mêlent de tout, et, ne voyant que le mauvais côté des choses, ils critiquent et blâment tout le monde.

Leur grande préoccupation est celle de se plaindre des prétendus mauvais traitements infligés aux aliénés par les surveillants ou domestiques. Sachant parfaitement que l'on prend toujours en sérieuse considération les plus petites plaintes de ce genre, ils exploitent largement cette sollicitude, et font par ce moyen une grosse affaire du plus minime incident. Il est rare, par exemple, que ces malades ne se pincent pas fortement la peau pour se faire des ecchymoses, permettant d'inventer ou de formuler une accusation contre quelqu'un. Dans la même intention, il arrive fréquemment qu'ils frappent les infirmes incapables de se défendre et surtout de faire connaître l'auteur de ces violences.

On ne saurait croire combien leur esprit est ingénieux pour bâtir des histoires sur des faits insignifiants qu'ils savent arranger, travestir, grossir, et présenter d'une manière merveilleusement habile. En outre, bien servis par une parole facile qui trouve d'emblée, sans le moindre effort, le mot le plus piquant, la qualification la plus blessante, ces infortunés se font un malin plaisir de harceler ceux qu'ils prennent en aversion. Au reste, l'amitié de courte durée qu'ils peuvent témoigner à leurs compagnons est pour ceux-ci plus funeste que la haine, par suite de la perfidie de leurs conseils ou de leurs encouragements.

Ces malades sont dans les asiles une cause de terreur, non seulement pour le personnel inférieur, mais encore pour le médecin qui les soigne. C'est ce qu'a fort bien exprimé Dagonet dans son article des *Ann. méd.-psych.*, 1891, déjà cité : « Dans le cas qui nous occupe, dit cet auteur, il s'agit de dégénérés qui possèdent toute leur raison, mais qui, sous l'influence d'une rare perversité, ou simplement dans un but de chantage, commettent les actions les plus méchantes et les accusations les plus graves avec une prodigieuse habileté.

» Nous avons connu une jeune fille, dont nous regrettons

de ne pas avoir conservé l'observation, qui, sous ce rapport, présentait le type de la plus extraordinaire perfidie.

» Devenue orpheline vers l'âge de dix-huit ans, elle est recueillie par son oncle et par sa tante, qui lui témoignent la plus vive affection. Rien au dehors ne pouvait faire soupçonner l'espèce de folie morale dont elle était atteinte. En apparence, elle donnait à ses parents les marques de la plus grande tendresse, mais à sa tante elle faisait contre son oncle les confidences les plus légères, et de même confidentiellement, auprès de son oncle, elle accusait sa tante de tenir une conduite odieuse; tous deux avaient ajouté foi au langage persuasif de leur nièce, et ils avaient fini par se brouiller complètement, jusqu'au moment où la perfidie de celle qu'ils avaient recueillie leur fut enfin démontrée. Placée dans l'établissement de Stephansfeld, elle ne cessait de faire les plus abominables dénonciations, accusant avec habileté les religieuses et d'autres personnes d'actions qu'elles étaient incapables de commettre, et conservant toujours, même au milieu des périodes d'excitation, la plus grande lucidité.

» Tous ces faits, continue le même auteur, dont on pourrait facilement multiplier les exemples, sont parfaitement connus des médecins aliénistes. Trélat cite plusieurs observations intéressantes à ce sujet. « Ces malades, dit-il, » prennent irrésistiblement un vif plaisir à organiser des in- » trigues, à brouiller et à diviser ceux qui les entourent. On » ne saurait croire jusqu'où peut aller l'habileté de ces aliénés » à ourdir leurs complots, à prévoir les incidents, à prévenir » les causes qui pourraient s'opposer à la réussite de leurs » projets. » Pinel et Esquirol ont parlé de ces malades, Guislain leur a consacré de belles pages. »

Il est un fait particulier à noter, c'est que, dans leurs accusations calomnieuses, ces malades ne fournissent en général, au début, et presque toujours, aucune preuve précise et déci-

sive : leurs arguments reposent sur des mots vagues, entre-
coupés, sur des réticences, sur des gestes significatifs et sur
des paroles comme celle-ci : Ah! si je pouvais tout dire! si
vous saviez ce qu'on nous fait ; si vous connaissiez le personnel de la maison, etc. Ces malades ne précisent rien, absolument rien, et cependant ils ont le singulier talent, sans se
compromettre, sans se dévoiler, de rendre douteuse la meilleure
réputation. Ils ne jettent sur leurs victimes qu'une sorte de
nuage, mais ce nuage épais et lourd les écrase, les anéantit
et les laisse sans défense. Une fois la lumière faite sur l'ina-
nité de l'accusation, il reste toujours un soupçon sur l'accusé,
qui l'amoindrit.

Comme menteurs, les aliénés plaignards ont une réputation bien établie. On les déclare capables de mentir toujours
et partout, consciemment, audacieusement, et de se plaire
dans le mensonge. Nous croyons cependant, avec notre Maître, le docteur Campagne, qu'ils se trompent encore lorsqu'ils paraissent mentir. Ils ne disent pas la vérité croyant
pourtant la dire. En effet, pour mentir, il faut que l'intelligence le sache et que la conscience l'accepte. Or ici ces deux
éléments, s'ils ne manquent pas complètement, ce qui est fort
rare, présentent toujours des lacunes considérables. Sembla-
bles aux hallucinés, les plaignards sont induits en erreur par
les opérations maladives faussées de leur esprit qui donne
souvent à ses propres conceptions les allures et les caractères
d'un fait extérieur.

Aussi peuvent-ils affirmer en toute sincérité ce qui n'est
pas, et faire des dénonciations de bonne foi avec le seul produit de leurs fausses opérations intellectuelles.

Il en résulte que, dans leurs fréquentes accusations calomnieuses, ils agissent avec une fermeté de conviction incroya-
ble, conviction qu'ils n'auraient certainement pas si leurs
déclarations n'étaient fondées que sur un vulgaire mensonge.

Avec cette puissance de conviction favorisée par une grande
énergie de caractère, par une remarquable sagacité naturelle,
par une imagination vive, les plaignards seraient déjà bien
organisés pour la lutte ; et quand on pense qu'ils ont en plus
une décision prompte, une audace peu commune, une attaque
vigoureuse, une parole à la fois animée, mordante, persuasive,
et enfin un esprit raisonneur d'apparence lucide, on se sent
disposé à croire que la lutte constitue le but unique de leur
existence.

On comprendra facilement que chez ces malades la plainte
est une arme puissante. Ils la manient à merveille pour lutter
contre les difficultés de la vie. Nous sommes loin ici de ces
plaintes propres aux aliénés dont le délire est manifeste et
chez lesquels on peut toujours dégager et reconnaître le fond
pathologique de la plainte. Nous sommes bien loin de la
plainte du passionnel délirant, qui ne recherche que la satisfaction d'un sentiment exagéré et dont les plaintes présentent
toujours une incoordination propre au délire, de la plainte du
persécuté et de l'hypocondriaque toujours bizarres dans le
fond et dans la forme.

Il est inutile, croyons-nous, de faire ressortir les différences
qui existent entre ce mode de plaintes et le gémissement; nous
les avons d'ailleurs suffisamment indiquées au début du chapitre.

Nous devons cependant insister sur les différences que l'on
rencontre entre ces catégories de malades, maniaques raisonnant, et une autre catégorie appartenant aussi à la grande famille des dégénérés et comprenant surtout des femmes, nous
voulons parler des hystériques.

Il importe en effet de ne pas confondre, avec les plaignards vrais, les hystériques qui manient, elles aussi, très ai-
sément la calomnie. Malgré l'analogie de leurs inventions et
des procédés de leur intelligence, il existe de notables différences dans leurs plaintes.

Le plaignard a toujours un but malveillant dont il poursuit la réalisation avec acharnement; l'hystérique agit plutôt par espiéglerie, par l'attrait des situations drôles, par le plaisir de créer des embarras. Plus le premier est certain de faire du mal et plus son contentement est grand ; une fois l'affaire calomnieuse lancée il ne recule devant rien. Il ne regarde pas aux conséquences, quelques graves qu'elles soient. L'hystérique au contraire, préférant le scandale à la calomnie pure, ne tarde pas à regretter la gravité prise progressivement par son invention; d'abord parce qu'elle n'est pas essentiellement malveillante, ensuite parce qu'elle a la conscience de son mensonge, et enfin parce que le courage l'abandonne assez rapidement. Néanmoins ses regrets ne vont jamais jusqu'à la déterminer à se déclarer coupable. Celle-ci se sert volontiers de la lettre anonyme que le plaignard dédaigne. Enfin, l'hystérique invente ses histoires de toutes pièces; son imagination en fait tous les frais ; tandis que l'aliéné calomniateur a constamment un point de départ vrai, au moins en partie.

Chez l'un comme chez l'autre, il y a des difficultés sérieuses pour reconnaître la nature fantaisiste de leurs accusations calomnieuses. Ces difficultés sont encore plus grandes pour les hommes qui, n'étant pas habitués à l'observation de ces infortunés, se bornent à circonscrire l'accusation en elle-même ; tandis que, s'ils se donnaient la peine de l'étudier concurremment avec toutes les autres particularités de la vie intime de ces malades, dans les derniers temps, ils remarqueraient vite que l'accusation n'est qu'une intrigue de plus, fabriquée par des facultés pathologiquement atteintes. Il est prudent, par conséquent, de porter l'attention sur l'individualité entière du malade quand on veut éviter des appréciations erronées. Nous nous proposons, du reste, de montrer les inconvénients graves que peuvent présenter, dans cet ordre d'idées, les plaintes de ces catégories de malades, dans notre dernier chapitre, lorsque nous étudierons les plaintes des aliénés au point de vue médico-légal.

Dans les trois observations qui suivent et que nous aurions pu intercaler dans le cours de notre travail, mais que nous avons préféré présenter ensemble, nous montrons trois aliénés héréditaires, trois maniaques raisonnants, à des périodes différentes.

La première malade est bien le type du plaignant. Il y a bien chez elle un délire de persécution, mais elle paraît encore conserver une certaine intégrité des facultés intellectuelles. Elle se plaint avec conscience; elle sait pertinemment qu'avec ses plaintes elle porte un préjudice considérable à son entourage.

La seconde malade présente un affaiblissement considérable des facultés intellectuelles; mais elle n'en continue pas moins à se plaindre avec acharnement. Ses plaintes, en raison de son état mental, ne conservent plus qu'une faible apparence de vraisemblauce.

Enfin le troisième malade en est arrivé à ce degré auquel arrivent fréquemment tous ces persécutés; il est devenu persécuteur. Il ne s'est plus contenté de récriminer, de se plaindre. Voyant que ses plaintes, pour lui fort justes, n'avaient aucun résultat, il est passé aux actes. L'acte qu'il a commis n'avait d'autre but dans son idée que d'attirer l'attention des autorités sur ses plaintes et tendait à en prouver le bien-fondé.

Ces trois malades sont tous des dégénérés psychiques à diverses périodes. Ils répondent bien au type de maniaque raisonnant que nous avons décrit et dont le caractère peut se résumer en quelques mots: irritabilité, instabilité, émotivité. C'est toujours le même fond morbide se manifestant avec plus ou moins d'intensité, suivant que le malade est dans une période d'excitation ou une période de rémission.

Observation I

(PERSONNELLE)

Mme X... a été placée pour la première fois à l'Asile au mois de mai 1890. Née en 1845, c'est une personne de taille moyenne et de tempérament bilioso-nerveux. Physionomie peu sympathique, expression dure, et parfois hautaine. Les dimensions de la tête sont les suivantes :

Diamètre occipito-frontal. 17,5
Diamètre bi-auriculaire 12
Circonférence de la tête 55
Taille.. . . . . 1^m57

Front fuyant, peu découvert, par suite de l'implantation basse des cheveux. Aplatissement à la région occipitale. Oreilles relativement petites ; la droite est mal ourlée, sensiblement aplatie. Voûte palatine ogivale. Système pileux généralement développé. Légère moustache ; quelques poils au menton et sur les joues. La santé physique de Mme X... a été généralement bonne ; elle n'a eu qu'une fièvre typhoïde grave à l'âge de onze ans. Nous n'avons pas de renseignements bien précis sur ses antécédents héréditaires.

Mme X... ne se rappelle pas de ses grands-parents.

La mère était une bonne nature, calme, affectueuse, économe et travailleuse, mais faisant preuve de faiblesse de caractère, surtout pour l'éducation de ses enfants. Elle est morte à un âge avancé par suite d'asthme. En parlant de sa mère, Mme X... nous dit : « Si je lui avais ressemblé, je me serais certainement mieux accordée avec mon mari. »

Le père, industriel, était laborieux, mais nerveux, facilement irritable, souvent même emporté Il est mort à quarante-quatre ans d'une pneumonie.

3

Une sœur du père était également d'un caractère vif, nerveux et a eu deux enfants ; l'un d'eux était original, excentrique et très irascible.

Pas de renseignements précis sur les autres.

Mᵐᵉ X... a deux frères dont l'un, commerçant, a le tempérament de la mère et pécherait par une certaine faiblesse de caractère.

L'autre, plus intelligent, est égoïste et moins facilement malléable.

Mᵐᵉ X... a deux fils. L'un paraît avoir le caractère de sa mère, il est marié en secondes noces et déjà séparé de sa femme pour incompatibilité de caractère. L'autre, d'après la mère, et trop bon, et se laisse conduire par sa femme.

Mᵐᵉ X... avoue que, dès son jeune âge, elle était d'un caractère indépendant, autoritaire, difficile à diriger, et savait imposer ses volontés. Elle n'a été en pension que pendant quelques mois, au moment de la première communion. Elle n'a pas voulu y rester plus longtemps, parce que ce mode d'existence ne lui convenait pas : il fallait trop obéir. Elle a une certaine instruction, mais assez superficielle cependant. La menstruation s'est établie vers l'âge de douze ans, et a été régulière, sauf aux époques où la malade a présenté des troubles psychiques. Aujourd'hui elle arrive à l'âge de la ménopause.

Désirant s'affranchir de la tutelle de sa mère, et humiliée, dit-elle, d'aller comme une bonne d'enfants promener son plus jeune frère, elle fut de bonne heure préoccupée par l'idée de se marier, croyant ainsi conquérir son indépendance. Elle se maria donc à seize ans et demi avec un militaire beaucoup plus âgé qu'elle et qu'elle connaissait à peine. Elle était séduite par le costume. Notre noce, dit-elle, fut splendide. Elle eut cependant à cette époque quelques contrariétés.

Elle n'a guère le souvenir de ce qui s'est passé, car deux jours après elle délirait et se trouvait dans un état tel, que l'on se voyait dans l'obligation de l'interner. Elle resta en traitement dans une maison de santé pendant trois mois. La menstruation, qui avait cessé, reparut quelque temps après cet accès d'aliénation mentale, et plus tard elle eut successivement deux grossesses qui se terminèrent heureusement.

Pendant la guerre de 1870 elle eut des tribulations de toute sorte, son mari fut fait prisonnier et à cette même époque elle aurait eu une affection utérine.

Il résulte de ses longues narrations qu'elle a toujours été très jalouse de son mari ; il ne la comprenait pas et ne l'écoutait pas assez lorsqu'elle se plaignait ; aussi ne pouvait-elle pas commander dans son intérieur comme elle l'aurait voulu, de là des contrariétés, des scènes fréquentes. Au fond, elle convient que son mari était un bon soldat, mais que ce n'était pas un homme, il écoutait trop son entourage, se laissait diriger par tout le monde et ne tenait aucun compte des doléances de sa femme ; en un mot elle se pose en victime.

Le mari, ayant pris sa retraite en 1876, obtint une place dans une maison industrielle. Pendant quelque temps tout marcha assez bien, mais Mme X... ne tarda pas à avoir des préoccupations exagérées au sujet de ses enfants, de son intérieur et de son entourage.

En 1880, elle eut des accès de fièvre intermittente et alla passer quelque temps dans sa famille. En 1885, elle eut le chagrin de perdre sa mère. En 1889, à la suite d'un période d'excitation nerveuse qu'elle met sur le compte des chaleurs du Midi, elle fit une saison dans un établissement hydrothérapique de la région.

Enfin, en 1890, elle a souffert d'une maladie de nerfs que personne ne comprenait : elle prétend que tout le monde la contrariait sans motifs, les domestiques surtout lui désobéissaient du parti pris, parce qu'elles se sentaient soutenues par son mari et ses fils sur la conduite desquels elle fait même les suppositions les plus graves. A l'entendre, ce serait elle-même qui aurait demandé à venir passer quelque temps à l'Asile, mais elle se défend d'avoir jamais été folle, ainsi qu'on l'a prétendu.

Des renseignements fournis à cette époque ils résulte que Mme X... était plus fatigante que jamais, tout à fait insupportable pour son entourage, véritable persécutrice aussi bien par ses plaintes que par ses actes. Elle aurait même menacé de se suicider.

Entrée à l'Asile en mai 1890, elle sortit quatre mois après plus calme.

Elle y revient un an après, et y séjourne pendant un an. Sort en mai 1892, pour être ramenée un mois après ; retirée en 1892, elle ne put rester dans sa famille que quelques jours et dut être internée. Ces sorties ne doivent être considérées que comme des essais tentés par la famille sur les instances de la malade, qui se plaignait et récriminait sans cesse contre le personnel de l'Asile et même contre ses propres parents.

Depuis que Mme X... est soumise à notre observation, nous avons toujours remarqué le même état mental, variant en intensité, suivant que la malade était dans une période d'excitation ou période de rémission.

Orgueilleuse, jalouse, très volontaire et foncièrement égoïste, Mme X... se montre insouciante pour son entourage, mais pleine de soins pour sa personne, dont elle a la plus haute opinion. Elle prétend être une femme très distinguée, pour laquelle on devrait avoir toute sorte d'égards, tandis qu'on la méprise et on ne tient aucun compte de ses réclamations ; on la traite plus mal que les autres, on cherche à la vexer et à l'irriter par tous les moyens. On la considère comme une folle, alors qu'elle est très raisonnable. Elle se répand dans ses lettres comme dans ses conversations en plaintes et en récriminations contre son mari, ses enfants, qui sont, dit-elle, plus malades qu'elle.

Le personnel de l'établissement est continuellement l'objet de ses critiques. Rien ne lui échappe de tout ce qui se fait et de tout ce qui se dit autour d'elle. Elle interprète tout en mal, elle met le désordre partout par ses plaintes et ses réclamations. Elle n'hésite pas à se pincer, sans cependant se causer un grand préjudice, pour accuser les infirmières de sévices envers sa personne. Ses calomnies ne manquent jamais de cette apparence de réalité qui fait la force du maniaque raisonnant. A maintes reprises elle a su influencer de la sorte les divers fonctionnaires appelés, en raison de leur situation, à visiter l'Asile. Elle ne recule devant aucune invention mensongère, il n'est pas d'histoires malveillantes qu'elle n'imagine pour plaider sa cause.

Pour donner plus de poids à ses plaintes, elle s'était avisée pendant un certain temps de tenir un carnet, dans lequel étaient relatés tous les faits qu'elle observait journellement et qu'elle interprétait à sa façon. Ses réclamations portaient surtout sur la nourriture. Elle craignait fort pour sa santé, disait-elle, et elle se portait à merveille.

Lorsque, fatigué par ses plaintes, on faisait droit à ses demandes, elle n'avait aucune reconnaissance, ne se déclarait jamais satisfaite, et se préoccupait de trouver un autre motif de plainte, ce à quoi elle réussissait parfaitement.

Elle s'empare des nouvelles arrivées, s'enquiert de leur passé, puis, très adroitement, elle leur fait le tableau le plus noir du personnel et de l'établissement, les engage à ne pas travailler et à ne pas obéir, et leur conseille même de s'évader. Plus tard, si elles s'affranchissent de sa tutelle ou si quelque discussion surgit, Mme X... les prend en grippe et les tourmente par mille moyens, avec une telle ruse et une telle habileté qu'elle se pose toujours en victime.

Nous avons dû, à plusieurs reprises, l'isoler pour soustraire certaines pensionnaires à ses critiques malveillantes.

Son jugement est essentiellement faux. Ses sentiments affectifs sont plus apparents que réels. Si elle en exprime parfois, ce n'est que dans un but intéressé.

Ses facultés intellectuelles sont mal coordonnées, présentent des lacunes, mais, malgré l'ancienneté de l'affection, elles sont loin d'être affaiblies. Les plaintes nombreuses qu'elle formule sans cesse ayant pour point de départ un délire de persécution encore mal défini sont, avec le délire dans les actes, les seules manifestations morbides qu'elle présente. Il y a chez elle ni illusions ni hallucinations.

Comme chez tous les maniaques raisonnants, ces manifestations varient d'intensité avec les diverses périodes. Au fond, nous trouvons cette instabilité, cette irritabilité, cette susceptibilité dont parle Déjerine, et qui sont le propre du caractère de l'héréditaire. Les manifestations morbides ne varient jamais pas plus que le fond. Il n'y a que leur intensité qui diminue au moment de la rémission.

Observation II

(Dr CAMPAGNE, *Manie raisonnante*)

Mlle R..., née à N... le 10 mai 1833, d'un tempérament nerveux, d'une santé délicate, a été placée à Montdevergues le 20 janvier 1865.

Maigre, petite, quoique assez bien proportionnée, cette malade ne pèse que 48 kilogrammes ; sa taille est de 1^{m}50. Elle n'offre que des signes vagues et très incertains de rachitisme ; cependant il n'est pas possible de méconnaître dans toute son individualité un certain degré de rabougrissement. On remarque, dans la région occipitale, un aplatissement bien prononcé, surtout à droite.

Le grand-père paternel de Mlle R... compromit sa fortune par son peu de bon sens, ses bizarreries et son mauvais jugement ; il mourut d'une attaque d'apoplexie.

Le père de cette malade était excessivement impressionnable ; la moindre émotion le faisait pleurer. Égoïste, sans initiative, sans spontanéité aucune, il n'avait pas de volonté. Dominé par les personnes et par les circonstances les plus insignifiantes, il était toujours malheureux ; se voyant embarrassé pour un rien, il gémissait de tout ce qui lui arrivait.

La mère de Mlle R... est une femme de petite taille, d'un tempérament sanguin, grasse, sans obésité et d'une bonne constitution. Profondément égoïste, bizarre et d'une mobilité excessive, elle appartient par son intelligence à la catégorie des faibles d'esprit. Elle devint aliénée peu à peu et sans cause connue. A l'âge de vingt-huit ans, son délire était déjà évident ; celui-ci est constant, mais il acquiert par accès une plus grande intensité et se traduit par les phénomènes suivants : besoin continuel de déplacement, accès de colère et même de fureur, tendances au suicide, agitation, plaintes incessantes sur tout et sur tous, lucidité habituelle, conservation de la mémoire et de la conscience, excepté pendant ses moments de fureur ; manie de ramasser des chiffons et des cailloux, indifférence complète, insomnie tenace. Dans ses périodes de calme, elle est affaissée, indolente, apathique et ne se préoccupe de rien. Incurabilité absolue ; sa démence fait peu de progrès.

Une sœur de cette malade est née non viable ; ses lèvres n'avaient pas la force de prendre le sein. Elle mourut quelques jours après sa naissance.

Dès sa plus tendre enfance, Mlle R.... montra un caractère excessivement jaloux, égoïste et contrariant. Capricieuse, bizarre et d'une grande mobilité, elle détestait le lendemain les personnes qu'elle semblait avoir aimées la veille. En pension, elle était déjà désagréable au dernier point Ses parents ont cherché à lui donner une bonne éducation, et à force de lui changer ses professeurs on est parvenu à lui faire apprendre divers ouvrages d'aiguille, la lecture, l'écriture, un peu de calcul et la musique. Elle joue fort bien du piano ; ses aptitudes musicales sont assez prononcées.

Privée de son père et des soins maternels, Mlle R... a vécu tantôt avec ses parents, tantôt dans des couvents, tantôt enfin chez elle, et partout la mobilité de son esprit et les défectuosités de son caractère l'ont rendue insupportable. Attribuant d'abord les meilleurs sentiments aux personnes qui l'entouraient, elle ne tardait pas à changer de manière de voir et à les rendre responsables d'une foule de griefs plus ou moins imaginaires, absurdes et parfois ridicules. Elle prétendait qu'on conspirait contre sa réputation et celle de sa famille.

Se livrant par moments, avec une grande exagération, aux pratiques du culte, elle se disait une sainte incomprise et voulait consacrer son existence à la vie claustrale. D'autres fois, au contraire, elle se parait avec un certain soin et disait que sa vocation l'appelait au mariage. Très difficile pour sa nourriture, elle ne trouvait rien à sa convenance ; changeante pour cela comme pour le reste, elle repoussait avec dégoût ce qui lui avait fait plaisir deux ou trois jours auparavant.

En 1863, étant au couvent, Mlle R... fut subitement tourmentée par la crainte d'être poitrinaire ; elle se mit au lit, parlant de sa mort prochaine, de ses souffrances, de son testament, et se montrant encore plus exigeante que de coutume. La personne qui la soignait n'ayant plus la patience de supporter et ses manies et sa mauvaise humeur, se permit de lui dire que son imagination était plus malade que sa poitrine. Il ne fallut pas davantage pour faire croire à Mlle R... que cette personne la détestait et que la haine pouvait lui donner quelque mauvaise pensée. Cette idée grandit dans l'esprit de

notre malade, et le lendemain elle affirma que la personne
dont il s'agit avait cherché à mettre du poison dans sa tisane.
Quelques jours après, la crainte de mourir fut remplacée par
le désir de se marier. La supérieure du couvent, profitant de
cette nouvelle disposition d'esprit de sa pensionnaire, la ren-
voya dans sa famille. Au bout d'un mois, Mlle R..., soupçon-
nant ses parents de vouloir la faire mourir pour s'emparer de
sa fortune, les quitta pour aller habiter seule dans une maison avec deux domestiques de son choix.

Celles-ci devinrent bientôt l'objet d'une surveillance excessive, car elle se figurait que c'était par leur entremise que
sa famille voulait accomplir ses projets. Aussi presque toutes
les semaines elle renvoyait les personnes qui entraient à son
service. Dans une liste faite par la malade elle-même, nous
voyons qu'elle a eu, pendant l'espace de trois ou quatre ans,
plus de quatre-vingts serviteurs. Pour se venger de la pré-
tendue malveillance de ses domestiques et pour les effrayer,
elle mit dans leur soupe quelques allumettes; elles s'effrayè-
rent, en effet, mais leurs plaintes, adressées à la fois au commissaire de police et au procureur impérial, eurent pour résultat la séquestration de la susnommée dans l'établissement.

A son arrivée, Mlle R..., en proie à une sorte d'inquiétude
fiévreuse, demandait une ou plusieurs choses, et dès qu'elle
les avait il lui en fallait d'autres. Pendant les deux ou trois
premiers jours, la correspondance l'occupa beaucoup : elle usa
quatre ou cinq cahiers de papier pour se plaindre de sa séquestration, qui semblait un nouvel attentat contre sa personne et un nouveau moyen employé par sa famille pour la
faire mourir. « Je ne suis pas folle, répétait-elle à chaque instant; je ne dois pas rester dans une maison de fous, et, si
malgré ma volonté on persiste à me laisser ici, je briserai
je casserai tout. » Cependant elle parut se résigner à son

triste sort, et, changeant de tactique, cette demoiselle affirma que sa liberté lui était une chose indifférente et que son seul désir consistait à être transférée dans une autre maison de santé. Quand elle vit que les fonctionnaires étaient très disposés à lui donner cette satisfaction, Mlle R... les pria instamment de ne plus s'occuper de cette affaire, en disant : « La grâce vient de m'éclairer, et maintenant je comprends que le séjour dans cet hôpital m'est réellement avantageux. » Comme on lui demandait quelques explications à cet égard, elle nous apprit qu'au couvent, une sœur étant devenue folle, on la substitua à cette infortunée, et que, nécessairement, ayant pris la personnalité et par conséquent la folie de cette sœur, elle devait subir à sa place le traitement réclamé par a maladie.

Cette aliénée attache une grande importance aux actes de tous ceux qui l'entourent, et les choses les plus insignifiantes sont de sa part l'objet d'une interprétation plus ou moins extraordinaire ; seulement elle se fait violence pour ne pas trahir ses pensées ; alors elle pâlit et sa préoccupation se traduit par un besoin de mouvement ou par une exaltation particulière, qui dure parfois assez longtemps.

Fatiguée très souvent, surtout pendant ses périodes d'exaltation, par des sensations internes sur lesquelles nous ne pouvons obtenir aucun détail, Mlle R... se plaint cependant de ses souffrances : « Vous devez savoir ce qu'il en est : on me monte tant qu'on peut, dit-elle ; d'autres fois on me descend avec rage, et les tiraillements qui en sont la conséquence me font souffrir horriblement. » Elle éprouve, en effet, dans le bas-ventre une sensation très douloureuse, qui parcourt à peine une distance de 5 ou 7 centimètres, sensation qui paraît avoir, tantôt une marche ascendante, tantôt au contraire une marche descendante. Il est bien entendu que ces sensations sont, à ses yeux, produites par des manœuvres exercées à distance sur elle, aujourd'hui par une personne, demain par une autre, sans qu'elle puisse s'expliquer la nature ou le mode d'action des moyens employés. Inquiété, difficile, versatile, aimant à faire des plaintes sur tout et sur tous, elle demande souvent sa sortie et fait avec grand fracas les préparatifs de son départ.

Pour donner satisfaction au besoin de changement et de mouvement qui la domine, cette malade se met au piano, le quitte pour écrire, reprend la musique, va de sa chambre au jardin, remonte dans sa chambre, descend encore, adresse des questions aux autres aliénés, et, dans l'espace de quelques minutes, on la voit préoccupée d'une foule d'affaires qui, à peine entamées, la fatiguent déjà.

Parfois elle veut se faire protestante ; d'autres fois elle prétend qu'on prolonge sa séquestration dans le but de gêner le développement de sa vocation religieuse ; par moment, enfin, elle est convaincue que l'existence de jeune fille ne lui convient plus et que le mariage seul peut réaliser ses beaux rêves.

Mlle R... est jalouse de tout : « La sœur ne doit donner des soins à qui que ce soit, les domestiques sont à mon service et nullement au service des autres pensionnaires. » A table, elle fait éclater à chaque instant sa mauvaise humeur, en disant que les bons morceaux qu'on a le soin de lui envoyer de la cuisine restent toujours en route ou sont distribués à ses compagnes. La jalousie et l'envie se trouvent au fond de toutes ses plaintes, de tous ses sujets de mécontentement ; ces sentiments toujours vivaces, toujours actifs et presque toujours froissés directement ou indirectement, la rendent acariâtre, malheureuse, violente et tellement irritable qu'un rien suffit pour l'exaspérer et pour la mettre en colère. Son esprit très inventif, quand il s'agit d'être désagréable à quelqu'un, trouve à tout propos des griefs complètement imaginaires qu'elle donne ensuite, et cela de bonne foi, comme l'expression de la vérité. Le besoin de mentir ne l'abandonne jamais; seulement elle oublie bientôt après les transformations que subissent ses inventions dans son intelligence. Mlle R... se dit à elle-même : « Telle chose devrait se passer ainsi », et aussitôt elle est persuadée, non seulement que cette chose peut se passer ainsi, mais encore qu'elle s'est réellement passée selon ses désirs. Voilà comment sa mémoire devient l'esclave de ses conceptions délirantes, et comment un fait imaginaire prend, dans son esprit, les allures d'une vérité incontestable. Dans ce cas, notre malade perd la conscience de ses opérations mentales, et, par suite, son jugement devient incapable de les apprécier ou de les rectifier. Les transformations dont il s'agit laissent son raisonnement intact et font croire à un degré de lucidité qu'elle est bien loin d'avoir.

Ses penchants sont peu prononcés, mais en compensation son égoïsme est immense ; et si la religion la préoccupe tout un jour, c'est tout ce dont elle est capable : ordinairement, les idées mondaines et religieuses se succèdent dans son intelligence sans transition aucune. Sa méchanceté, masquée parfois sous les dehors d'un dévouement affectueux plein de sincérité, ne tarde pas à se dévoiler et à se manifester sous les formes les plus variées.

Sous tous les rapports, l'état de cette malade, qu'elle soit affaissée ou exaltée, est absolument identique ; l'intensité de l'appareil symptomatique est seule variable.

Cette malade, dont l'observation est empruntée au traité de la manie raisonnante de notre Maître, le docteur Campagne, se trouve encore à l'Asile où nous avons pu la suivre et l'étudier pendant près de quatre ans. Son caractère, comme celui de tous les héréditaires, ne s'est pas modifié. Son état psychique s'est accentué avec l'affaiblissement de son intelligence. Son égoïsme n'a fait qu'augmenter. C'est ainsi que,

quoique pouvant relativement disposer d'une fortune considérable, lorsque ses compagnes, moins fortunées qu'elle, lui
présentent des vœux de bonne fête, elle prétend se montrer
très généreuse en leur jouant un morceau de piano.

Quant à ses plaintes, elles sont loin d'avoir diminué en
nombre et en intensité. Elle récrimine constamment et ce
sont tous les jours de sa part des avalanches de lettres à tous
les fonctionnaires, à quelque ordre qu'ils appartiennent.

Observation III

(Due à l'obligeance de M. le docteur GUILLEMIN, médecin en chef
de l'asile de Montdevergues).

Le sieur X... (Antoine-Ferdinand), né le 18 septembre 1835,
a été interné à l'Asile d'aliénés de Montdevergues le 6 novembre 1891, à la suite d'une ordonnance de non-lieu.

Les médecins-experts commis à l'examen de X... s'expri-
ment, dans leur rapport, de la manière suivante :

En 1873, Me Z..., avoué à N..., aurait distrait d'un dossier
que X... lui aurait confié, à propos d'un procès, deux pièces
que celui-ci regardait comme très importantes. X... réclama
ces pièces et s'adressa aux tribunaux. Ceux-ci le déboutèrent
de sa demande, et presque en même temps il perdait un autre
procès. Ces condamnations le frappent vivement, il ne les
comprend pas, elles sont un véritable déni de justice ; il ne
peut les expliquer que par ce fait que Me Z... a corrompu les
juges : ils s'entendent entre eux. Aussi écrit-il au Procureur
de la République que, puisqu'il ne peut obtenir satisfaction
de la justice des hommes, il en appellera à la justice suprême.

Les termes de cette lettre ayant frappé le Procureur, il fait
appeler X... pour avoir une explication. A partir de ce moment, ce dernier s'imagine d'être sous la surveillance de la

police ; « il ne pouvait sortir ni le jour ni la nuit sans avoir derrière lui un ou plusieurs agents. » Sous prétexte de demander l'aumône, des agents de la police secrète s'introduisent chez lui, ils le traitent de voleur, vont même jusqu'à briser les vitres de son magasin, et, ne sachant plus quelles tracasseries lui faire, ils le font condamner pour immoralité.

Et tout cela c'est à Z... qu'il le doit, de même qu'il lui doit aussi ses déboires commerciaux ; aussi le poursuit-il de ses insultes et de ses menaces ; il veut une indemnité, mais il ne peut rien obtenir, et a beau réclamer auprès des différents membres de la magistrature de N..., juges, présidents, procureurs, il a beau faire appel au Préfet, il n'obtient qu'une chose, c'est d'être arrêté par le Commissaire et menacé d'être enfermé dans un asile d'aliénés ; ses ennemis avaient acheté deux médecins qui avaient un certificat en conséquence. Heureusement le maire de N... empêche cette ignominie et X... est laissé en liberté.

Ayant manqué leur coup, les persécuteurs se tournent alors d'un autre côté et, voulant se débarrasser de lui à tout prix, il soudoient un autre médecin qui, au lieu de lui prescrire des médicaments, lui prescrivit du poison. Il est assez heureux pour s'apercevoir à temps de cette tentative, mais le plus beau de l'affaire, c'est que ce médecin lui ayant envoyé sa note, le tribunal le condamne à la payer.

Il ne se laisse pas abattre et continue à réclamer auprès des autorités de N... ; il ne réussit qu'à rendre plus étroite la surveillance dont il est entouré. La police le poursuit jusqu'au café où il va habituellement, et il s'aperçoit, au regard qu'il lui lance lorsqu'il le rencontre, que le Commissaire central trame quelque chose contre lui.

Voyant qu'il ne peut obtenir justice à N..., où cependant il a frappé à toutes les portes, il s'adresse alors en haut lieu et et il accable de réclamations le Ministre de la Justice, les

Présidents de la Chambre des députés et du Sénat, et enfin, le Président de la République, après avoir sollicité l'appui des députés du Gard, auprès de ces divers personnages.

Il va même jusqu'à faire un voyage à Paris pour voir le ministre de la justice.

Mais à Paris comme à N..., on se joue de lui, ils se tiennent tous la main. Aussi, très respectueux dans les premières lettres qu'il écrit, il devient grossier dans les suivantes. C'est à ne pas croire à tant d'infamie, et parfois il se demande si ses lettres arrivent bien à destination : ses ennemis sont si puissants. Il cherche à les dépister, jette ses lettres, tantôt dans une ville, tantôt dans un autre, demande des reçus à la poste, mais ne voilà-t-il pas qu'ici aussi il trouve des déboires ! Il réclame alors auprès du directeur de N..., puis auprès du ministre des postes, sans succès encore, et il ne tarde pas à s'apercevoir que l'administration des postes est, elle aussi, vendue à ses ennemis.

Puisqu'il ne peut obtenir satisfaction des autorités, il s'arrange pour l'obtenir par lui-même ; ses ennemis l'ont ruiné, il lui faut une indemnité. Depuis longtemps d'ailleurs, dans ses lettres et ses conversations, il menaçait de se faire justice lui-même, soit à main armée, soit en séquestrant un fonctionnaire qui lui servira de caution pour ses réclamations.

C'est à cette dernière solution qu'il s'arrête, et il choisit comme victime un agent des postes. Il vient alors à M..., s'adresse à lui-même, à N..., une lettre recommandée, et le lendemain, quand le facteur vient la lui apporter, il le baillonne et le séquestre.

Telles sont, brièvement exposées, les différentes persécutions dont se plaint X... Ces persécutions, dit-il, l'ont tué moralement et c'est grâce à sa vigoureuse constitution qu'il a pu résister physiquement. Aussi l'acte qu'il a commis lui paraît-il absolument logique ; il se sent même soulagé depuis lors, car il ne sera plus possible maintenant de laisser la lumière sous le boisseau : il pourra enfin établir devant les tribunaux tous ses griefs et se faire rendre justice.

Ce qui l'étonne, c'est qu'on l'ait soumis à un examen médical, c'est encore une machination de ses ennemis ; mais il a confiance, il n'est pas possible qu'on le regarde comme fou, il a toute son intelligence, il savait parfaitement ce qu'il faisait lorsqu'il a séquestré le facteur, il voulait faire un acte d'éclat pour attirer l'attention sur lui, et il se met à pleurer en pensant que, s'il était enfermé dans un asile d'aliénés, ses enfants seraient livrés sans défense à ses ennemis qui continueraient sur eux ce qu'ils ont fait à leur père.

Mais si X... est persécuté, à son tour il a persécuté les autres ; sa volumineuse correspondance en fait foi, et les nombreuses personnes auxquelles il a eu affaire, et en particulier Mᵉ Z..., pourraient en témoigner. Il a été au moins autant persécuteur que persécuté.

Les médecins experts nous fournissent sur le caractère et les antécédents de X... les renseignements suivants :

Dans les divers entretiens qu'il a eu avec eux, ce malade les a toujours ramenés vers le même ordre d'idées ; il ne tarit pas sur ce sujet qui l'absorbe complètement et cela depuis longtemps déjà, comme on a témoigné sa femme dans sa déposition.

En dehors de ces idées et à part un état de facile excitabilité à certains jours, on ne trouve chez X... aucune trace de délire et aucune perversion sensorielle. En outre, l'intelligence étudiée dans son fond ne montre ni arrêt de développement, ni affaiblissement. X... ne peut être certes considéré comme un imbécile, et, si peut-être sa portée intellectuelle n'est pas en rapport avec ses aspirations, il n'en est pas moins vrai que c'est un homme intelligent. Il ne peut pas davantage être considéré comme dément. Sa mémoire est conservée, et, comme il le dit, si parfois il oublie quelque chose, c'est à cause des préoccupations que lui procurent les persécutions qu'on lui fait subir.

Depuis longtemps il avait, sinon des idées de persécutions, du moins des idées plus ou moins similaires. Il s'imaginait volontiers que ses parents l'aimaient moins que leurs autres enfants, et un jour, raconte-t-il lui-même (il avait alors quatorze ans), son père ayant donné deux sous à l'un de ses frères et rien à lui, il lui annonça que le soir même il quitterait la maison. Il tint parole et resta plusieurs années sans y rentrer.

X... était d'un caractère excessivement violent, mais peureux, lâche, pour nous servir des expressions contenues dans plusieurs dépositions. C'était, en outre, un débauché, un coureur de femmes et un buveur. Un coureur de femmes, la preuve en est dans la déposition de sa femme, dans son dire et dans la condamnation qu'il a subie de ce chef. Un buveur, plusieurs dépositions le prouvent, et il présente, dans son facies et dans son système musculaire, des stigmates qui affirment la véracité de ces témoignages. Très probablement même il faut attribuer un rôle aux excès alcooliques dans la genèse de l'aliénation mentale et dans les accès d'agitation qui existaient.

Il n'existe aucun renseignement sur les antécédents héréditaires de X...

A son entrée à l'Asile, X... est calme, répond avec lucidité aux questions, prétend que sa séquestration a été prononcée pour lui épargner le déshonneur de la Cour d'assises. Les nuits sont bonnes et l'appétit conservé.

Pendant les premiers temps de son séjour à l'Asile, X... ne s'entretient avec personne de ses conceptions délirantes. Ce n'est que le 23 novembre 1891 qu'il dit avoir commis l'acte qui a motivé son arrestation pour se débarrasser d'une influence occulte qui agissait continuellement sur lui. M. le Juge de paix, approuvé plus tard par M. le Procureur de la République, l'a outragé en pleine audience. Sa famille et lui ont été victimes des persécutions de plusieurs personnes, notamment de l'avoué Z... Celui-ci lui a soustrait certaines pièces d'un procès, et, en compagnie d'un nommé S..., lui a fait subir des pertes s'élevant à 35,000 francs environ. Ses persécuteurs ont même cherché à l'empoisonner et obligé le directeur des postes à intercepter les lettres qu'il adressait à M. le Président de la République. D'ailleurs l'avoué Z... n'était pas à son coup d'essai : ainsi il a commis un tour pendable à l'égard d'une famille en vendant une propriété, sans que personne ne la fît mettre en vente, et cette famille fut ensuite expulsée par M. le Préfet, complice de l'avoué Z...

Depuis cette époque, aucun changement ne s'est produit dans l'état de X... Le plus souvent, celui-ci est calme, inoffensif, docile, et ses actes sont réguliers, mais il a une haute idée de lui-même, parle peu aux malades qu'il regarde comme lui étant inférieurs, ne se rend pas compte de ce qu'avait de répréhensible l'acte qu'il a commis, et manifeste des idées de haine contre ses parents qu'il accuse de s'opposer à sa sortie. Quant à ses autres conceptions délirantes, elles persistent avec la même intensité, et X... désigne les mêmes personnes comme étant ses persécuteurs. Parfois il s'excite, reproche au médecin sa séquestration, menace de s'évader et affirme que, pour avoir sa liberté, tous les moyens lui seront bons, même l'emploi du revolver. D'autres fois, il taquine les malades, les pousse à l'indiscipline, et, un certain jour, il prétendait que, lorsqu'il sera rendu à la liberté, une place lui sera accordée.

Il est regrettable que nous n'ayons pu nous procurer des renseignements sur les antécédents héréditaires de ce malade. Il est probable qu'il doit y avoir dans les ascendants ou les collatéraux des tares nombreuses. Quoi qu'il en soit, l'état mental du malade, avant que le délire des persécutions, tel qu'il existe actuellement, ait éclaté, répond bien à l'état des aliénés héréditaires.

Cette intelligence peu en rapport avec les aspirations du malade; cette mémoire conservée, cette lucidité, ce manque de volonté, constituent bien le fond du caractère de l'héréditaire tel que nous l'avons décrit.

Le symptôme plainte n'a pas fait défaut avant que ce délire éclatât. Nous le voyons déjà dans le jeune âge récriminant pour des riens, et, dans toutes ses plaintes, nous retrouvons en même temps que ce point de départ, en général vrai, mais mal interprété et vu par le petit côté dont nous parlions dans notre étude, le but toujours malveillant.

————

A côté des maniaques raisonnants, dont nous venons de nous occuper, viennent se placer de nombreuses classes de malades, appartenant eux aussi à la grande famille des folies lucides, des folies héréditaires. Comme nous le disions au commencement de ce chapitre, notre intention n'est pas d'approfondir l'étude de la plainte dans toutes ses manifestations morbides, se serait élargir d'une façon trop considérable le cadre du travail que nous avons entrepris. Du reste, nous nous proposons de revenir plus tard sur cette question et d'étudier plus longuement le symptôme plainte.

Nous devons cependant dire quelques mots des obsédés, des impulsifs, des délirants partiels, de ces héréditaires présentant les états pathologiques dont M. le professeur Mairet a pu dire, à juste titre, en les définissant : « Il n'y a pas de délire partiel ; il y a des délires qui se traduisent par des idées particulières, mais ces idées ne font que colorer un fond toujours existant, lequel peut être très peu marqué au moment de la rémission. »

Ces malades, en nombre considérable dans les asiles, se retrouvent fréquemment dans la vie commune. Ce sont de ces individualités qui souvent côtoient, pendant tout le cours de leur existence, le sentier de la folie.

Ces malades souffrent, parce qu'ils ont surtout conscience de leur état. En société ils sont même parfois agréables, mais dans leur intérieur ils deviennent fréquemment très désagréables. Ils font supporter à leurs proches les tourments que leur procurent leurs idées obsédantes. De là de leur part des récriminations et des plaintes sans nombre, surtout tant qu'ils sont sous l'influence de leurs idées délirantes.

Il y a, à ce sujet, des observations aussi nombreuses que variées dans la forme. Nous pourrions renvoyer à la thèse de M. Kessel, 1895, inspirée par M. le professeur Mairet, et comprenant d'excellents observations d'obsédés et d'impulsifs.

Nous pouvons citer le cas de ce malade, atteint d'onomatomanie, qui, lorsqu'il était à la recherche d'un mot, devenait insupportable dans sa famille. Il obligeait, par exemple, sa femme et sa fille à lui faire la lecture du dictionnaire une partie de la nuit, jusqu'à ce qu'il fût arrivé au mot qui causait ses tourments.

Le Dʳ Adam, médecin en chef de l'Asile de Clermont, notre ancien chef de service à l'Asile de Montdevergues, relate, dans un article des *Annales médico-psychologiques*, 1890, l'observation d'une malade présentant des obsessions de la vue avec conscience. Elle se plaignait violemment, demandant à ce qu'on la débarrassât de ses obsessions. Elle récriminait, se plaignait au médecin, aurait voulu le voir constamment. Au moment de la visite, elle s'accrochait à lui, et au besoin l'injuriait, puis, se rendant compte de sa situation, elle l'implore, lui demandant pardon de ses insultes, en raison des souffrances qu'elle éprouve. « Il est affreux, dit-elle, de sentir sa position comme je la sens. »

Notre Maître, le Dr Campagne, nous signalait dernièrement une malade présentant un délire du toucher bien caractérisé. Cette malade, très convenable en société, devenait, paraît-il, absolument insupportable chez elle. C'est, du reste, ce qui avait déterminé son internement.

Nous arrêterons là ce court aperçu sur les délires partiels dont nous pourrions multiplier les exemples. La plainte chez ces malades n'a pas du reste la même valeur que chez les maniaques raisonnants, et, comme nous l'avons dit, nous nous proposons d'en faire l'objet d'une étude spéciale.

IV

Au point de vue du diagnostic des folies raisonnantes, nous croyons que si le symptôme n'a pas une importance capitale, s'il est loin de constituer un symptôme pathognomonique, il peut, néanmoins, en étant bien interprété, devenir un signe précieux. Il viendra corroborer les renseignements fournis par les antécédents héréditaires et les diverses manifestations que l'on aura pu observer, telles que les anomalies de caractère et le délire des actes. Nous allons même plus loin, il pourra quelquefois, en mettant l'esprit en éveil, pousser le médecin aliéniste à rechercher les autres symptômes des folies héréditaires.

Tous les maniaques raisonnants, en général, dépourvus, comme nous avons essayé de le prouver dans la troisième partie de notre travail, de sentiments élevés, sont dominés par des idées de satisfaction personnelle exagérées et se montrent orgueilleux, égoïstes, méchants et audacieux. Ce sont là tout autant de facteurs puissants qui contribuent essentiellement à pousser ces malades à se plaindre et à récriminer. L'orgueilleux, comme la malade qui fait l'objet de notre première observation, craint toujours d'être rabaissé et de voir ses mérites méconnus. Il méprise tout le monde et se pose en victime de la société. L'égoïste, dont le type nous paraît être réalisé par la malade de notre deuxième observation, ne voit que lui et n'admet pas que l'on puisse s'occuper d'autres personnalités. Il se croit toujours lésé dans ses intérêts, et de là une source de récriminations inépuisables.

Notre troisième malade est un type chez lequel l'orgueil et

l'égoïsme s'associent à la jalousie. Dès son jeune âge, nous le voyons se plaindre de la conduite de ses parents à son égard. Ses plaintes et ses récriminations ne cessent pas. A l'Asile même, lorsqu'il n'est pas question de ses idées délirantes dans ces moments de lucidité, il se montre toujours plaignard, indiscipliné, et constitue une cause permanente de désordre.

Chez ces malades, le symptôme plainte a constitué en quelque sorte une des premières manifestations de leur état morbide. Ils se rendent insupportables par leurs récriminations exagérées, partant toujours d'un point de départ vrai en partie, mais dénaturé par des déductions fausses, élaborées par un esprit malveillant pour arriver à un but intéressé.

A leur entrée dans les asiles, ces malades, qui conservent, en général, une certaine lucidité (comme notre malade de l'observation I), se montrent réservés, ils paraissent se tenir sur leurs gardes, ils étudient leur entourage, mais ce moment de calme n'est que de courte durée. Les plaintes et les récriminations ne tardent pas à surgir. Le maniaque raisonnant se pose d'abord en défenseur des faibles. Avant de se plaindre pour lui-même, il est étonné de voir la façon dont on traite les autres. Il suscite alors toute sorte de désagréments, se plaignant de tout et de tous, et n'hésitant pas à créer les situations les plus difficiles.

Le médecin aliéniste qui aura déjà vu agir le malade, mais qui, par suite d'insuffisance de renseignements (ce qui est le cas des malades des observations I et III), aura réservé son diagnostic, trouvera dans ses plaintes un indice précieux qui pourra lui permettre, sinon de conclure à une folie héréditaire, tout au moins de pousser ces recherches sur ce point particulier.

Si nous examinons maintenant la plainte au point de vue du pronostic, il est certain qu'avec la persistance de symptôme, nous n'avons pas de grandes espérances à concevoir sur l'avenir des aliénés plaignards. En généralisant et en étendant à tous les aliénés ce que nous pouvons dire des maniaques raisonnants, nous croyons pouvoir affirmer que tout malade qui, en sortant de l'asile, continue à récriminer et à se plaindre des mauvais traitements qu'il prétend avoir eu à essuyer de la part du personnel, est loin d'être guéri. Quelque grande que puisse être l'amélioration dans laquelle il se trouve en ce moment, son retour à l'asile peut être considéré comme certain. En effet, si sa raison était bien véritable, il se rendrait exactement compte de sa situation mentale passée, comprendrait la valeur des soins qui lui ont été prodigués, et, loin de récriminer, se montrerait réconnaissant. Ces lacunes du jugement et cette obscurité du moral ne peuvent que prouver que les fonctions psychiques restent toujours faussées dans leur activité.

Au point de vue médico-légal, les aliénés héréditaires présentent un intérêt tout particulier. Ils donnent lieu au dehors à de nombreuses expertises médico-légales, en raison des impulsions irrésistibles auxquelles ils sont sujets. Mais, si nous ne les considérons qu'au point de vue spécial du symptôme plainte, nous voyons assez fréquemment dans la vie commune les magistrats mis en mouvement par les plaintes de ces déséquilibrés, plaintes qui, comme nous l'avons répété à plusieurs reprises, ont toujours une certaine apparence de réalité.

A l'asile, ces malades constituent une source d'ennuis pour le personnel, et en particulier pour le médecin.

Le public est, en général, mal disposé envers les asiles d'aliénés. On n'hésite pas à accepter comme vraies les réclamations sans nombre que les malades formulent, surtout au point de vue des prétendus mauvais traitements dont ils sont victimes. Les maniaques raisonnants trouvent dans la plainte

une arme puissante dont ils se servent avec une rare habileté ;
avant de se plaindre pour eux-mêmes, ils se plaignent pour
les autres, se posent en défenseurs et arrivent peu à peu, au
moyen de réticences et d'insinuations malveillantes, à faire le
tableau le plus noir possible de la vie à l'asile. Ils ne craignent
pas de ternir la réputation des médecins. Ils ne respectent
rien, ni sa moralité, ni sa science, procédant toujours avec
la plus grande prudence et la plus grande habileté.

Les magistrats, en général, peu habitués à ces malades, se
laissent prendre à leurs raisonnements. Ils sortent parfois de
leurs visites à l'asile avec des doutes ; ils seraient presque
portés à croire à des séquestrations arbitraires, et ne manquent
jamais de demander des rapports circonstanciés sur l'état de
ces malades. Nous pouvons même dire que bien souvent ces
rapports ne dissipent pas complètement leurs doutes. Nous
en avons un exemple pour notre malade de l'observation I.

Au point de vue du traitement, nous pensons que jusqu'à
présent la thérapeutique n'a pas fait de grands progrès dans
ses applications aux folies héréditaires.

Le traitement médico-psychologique institué depuis quelque
temps et pratiqué, surtout à Bicêtre, par M. le docteur Bour-
neville, s'applique toujours aux idiots et aux imbéciles.

En ce qui concerne la catégorie de malades qui fait le sujet
de notre étude, on peut conseiller le changement du milieu
social, les sédatifs, l'absence de toute préoccupation de quelque nature qu'elle soit, et enfin l'internement. Ce dernier
mode s'impose dans certains cas, en particulier pour les impulsifs.

Les plaignards, surtout ceux appartenant à la catégorie des
maladies dont le type est résumé dans notre première observation, continueront donc à constituer dans ces asiles une
classe de malades des plus désagréables, tant au point de vue

de la discipline qu'au point de vue des ennuis qu'ils pourront susciter au médecin dans ses rapports avec le public.

Nous serions heureux si notre étude pouvait contribuer quelque peu à les faire connaître et à mettre en garde ceux qui, par leurs fonctions, sont appelés à les approcher, contre leurs nombreuses réclamations.

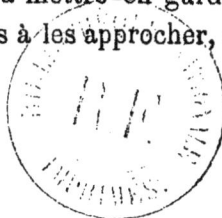

144